PRÉCIS HISTORIQUE,

D'une Cure extraordinaire, & de plusieurs autres moins remarquables, opérées par l'électricité, dont l'Auteur a rendu compte dans une Assemblée publique, en présence de MM. les Médecins, des Malades & des Personnes notables de la Ville; avec des notes intéressantes sur les moyens employés à cet effet.

Par M. L. PECH.

A RIOM,
De l'Imprimerie de MARTIN DÉGOUTTE, vis-à-vis la Fontaine des Lignes.

Et se vend A PARIS,
Chez FABRE, Libraire, Place Pont S. Michel.

M. DCC. LXXXVI.

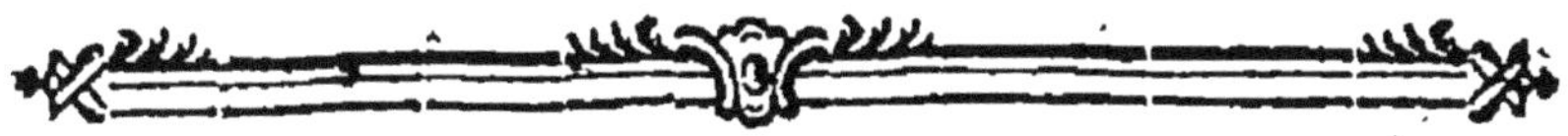

AVERTISSEMENT
DE
L'ÉDITEUR.

AYant entendu parler de plusieurs cures remarquables, opérées par l'électricité, & après avoir été moi-même témoin des heureux effets qu'elle a produits dans des circonstances désespérées, j'ai cru bien mériter du Public en lui faisant part d'un Mémoire intéressant, dont j'ai eu connoissance, & qui est parvenu jusqu'à moi.

C'est avec une espèce de confiance que je m'empresse de le publier. La matière par elle-même est trop intéressante, pour avoir besoin de mes éloges. Son utilité bien réelle en fait le principal mérite. Son objet, rélatif au bien général, mérite par conséquent à son Auteur des droits à notre reconnoissance. L'intérêt qu'il y annonce pour le bien public, la part qu'il prend au sort des infortunés, développe une belle ame, un cœur généreux & ſenſible.

M. L. PECH, déja connu avantageuſement dans la carrière des ſciences, & ſpécialement de la Phyſique, s'eſt rendu recommandable par pluſieurs expériences curieuſes & utiles, qui ont fixé l'attention des Savants de la Capitale. Il s'eſt ſur-tout appliqué à rendre cette ſcience plus utile, en variant ſes effets, & en l'employant avec fruit dans des circonſtances que l'on regardoit comme déſeſpérées.

Les effets ſurprenants qui s'en ſont ſuivis, prouvent la bonté de ſa méthode, & l'efficacité des moyens qu'il a mis en uſage. Des certificats authentiques, dépoſés chez les Notaires de Paris, & de pluſieurs autres Villes, ne laiſſent aucun doute ſur la certitude des faits. Le zèle & le déſintéreſſement de l'Auteur inſpirent néceſſairement une entière confiance. L'Original du Mémoire dont il eſt ici queſtion, muni de Certificats honorables, ſignés de MM. les Médecins & des perſonnes diſtinguées de la Ville, eſt déposé chez M. Cailhe, Notaire à Riom ; les perſonnes qui auront droit à la choſe, pourront le compulſer : & ceux qui déſireront avoir des explications, ſont priés d'adreſſer leurs lettres, franches de port, à M. MALLET, Procureur ès Cours, à Riom, pour M. L. PECH.

L'utilité de la Phyſique eſt maintenant univerſellement reconnue, mais ſes applications ſont encore rares, variées & ſuſceptibles de beaucoup d'obſervations nouvelles. On remarquera dans ce Mémoire que le ſuccès des expériences dépend de très-peu de choſe, & qu'une légère omiſſion empêche ſouvent l'efficacité de ces moyens très-précieux à l'humanité ſouffrante.

En quoi conſiſtent ces moyens ? Telle eſt la matière intéreſſante que le Phyſicien a traitée d'une manière également claire & préciſe.

PRÉCIS HISTORIQUE

D'une Cure extraordinaire, & de plusieurs autres moins remarquables, opérées par l'Électricité, dont l'Auteur, M. L. PECH, *a rendu compte dans une assemblée publique, en présence de MM. les Médecins, des malades & des personnes notables de la Ville de Riom.*

LE desir seul d'être utile à l'humanité, & les sollicitations de plusieurs personnes distinguées, m'engagent aujourd'hui, MM. à vous rendre compte d'une guérison extraordinaire.

Il ne s'agit pas ici d'un traitement secret, dans le rapport duquel l'infidélité & la mauvaise foi peuvent avoir beaucoup de part; mais d'un traitement très-long, auquel vous avez pris le plus grand intérêt; d'une suite d'opérations & de manipulations faites sous vos yeux & sous ceux de tous vos Concitoyens, auxquelles les personnes de l'art ont été convoquées, qu'elles ont bien voulu honorer de leur préſence, plus encore m'aider de leurs conſeils, & pour leſquels je conſerverai une reſpectueuſe reconnoiſſance.

Je n'ai pas intention, MM. d'exalter ici le pouvoir d'un remède (l'électricité) aujourd'hui même ſi peu connu, & dont les applications, encore bornées à un certain nombre de maladies, ſont ſuſceptibles de tant d'obſervations nouvelles. La cure dont je vais avoir l'honneur de vous entretenir, eſt du nombre de ces dernières. Il eſt queſtion d'une de vos concitoyennes, dont l'état affligeant a long-temps touché & attendri vos cœurs. Quoi de plus digne de votre attention & des ſentiments d'humanité dont vous donnez ſi ſouvent des preuves.

Ceſt l'expérience plutôt que la théorie, qui, dans des circonſtances nouvelles & déſeſpérées, telles que celles dont il s'agit ici, doit nous ſervir de guide, & nous déterminer. Un jugement ſain, la connoiſſance parfaite de la marche & des effets de ce météore terrible, (l'électricité) que l'immortel Franklin nous a appris à maîtriſer & à tourner à notre avantage; une prudence conſommée, beaucoup d'uſage, une patience à toute épreuve, de la part du Phyſicien comme de celle du Malade; tel eſt, MM. l'art enchanteur auquel pluſieurs maladies des plus rebelles & des plus invétérées ne ſauroient réſiſter. Je dois ajouter que les reſſources de l'art & l'expérience des

grands Maîtres doivent accompagner le traitement, & que la physique & la médecine se prêtent un secours mutuel dans une infinité de circonstances, & ont également part à ces cures surprenantes qui eussent été impossibles à l'une des deux séparée de l'autre.

Pour ne donner donc à l'une & à l'autre que ce qu'elles méritent, je me contenterai simplement d'exposer le fait, & je laisserai à la pénétration de votre esprit & à votre équité à porter le jugement.

C'est pourquoi, sans m'étendre davantage, j'exposerai, 1°. l'état de la malade avant le traitement. 2°. Les moyens que j'ai employés.

3°. Les crises & les heureux succès qui en ont été les effets.

Etat de la Malade avant le traitement électrique.

Mde. Mallet, de Riom, âgée d'environ 30 ans, fut tourmentée à 22, de coliques qui durèrent un an. Elle fit un remède très-actif qui lui causa de violents maux de reins. Les eaux de Vichy les dissipèrent pour quelque temps; les règles se supprimèrent ensuite, un mal de reins très-considérable lui survint, des douleurs à l'estomac, & des coliques que les eaux de Vichy calmèrent un peu; une couche dont elle fut très-incommodée, renouvella plus que jamais les maux de reins & les douleurs d'estomac: au mois de mai 1784 les maux de reins survinrent plus considérables; elle sentoit alors en marchant des crampes qui s'étendoient jusques aux pieds: on la mit à l'usage de l'eau de veau, & elle prit en été 45 bains domestiques & tièdes ; après une quinzaine les jambes devinrent froides, & la foiblesse augmenta au point que la malade ne pouvant plus marcher, on étoit obligé de la porter ; les jambes devinrent insensibles & se plièrent sur les cuisses; mais quelqu'autre que la malade pouvoit alors les étendre : on continua néanmoins les bains tièdes & l'eau de veau, & vers le 30 elle commença à s'appercevoir d'une difficulté d'uriner dans les bains. Il falloit en sortir pour uriner ; mais dans la suite la rétention d'urine eut lieu, même dans le bain.

Les bains de Néry, auxquels elle fut envoyée, ne lui furent point profitables.

On la purgea, mais cette purgation lui fit beaucoup de mal, & ramena la rétention d'urine ; la fièvre survint, & les eaux furent abandonnées ; ensuite les urines ne coulèrent plus que goutte à goutte avec des ardeurs & des douleurs ; la malade ne pouvoit pas les retenir, & cela a duré quatre mois ; elle a fait usage de l'eau de goudron coupée avec du lait ; ses urines couloient moins, mais elles charrioient toujours plus ou moins de glaires purulentes.

Quant à ses jambes, depuis son retour des eaux de Néry, elles sont devenues chaudes, sensibles, douloureuses, sur-tout quand on vouloit tâcher de les étendre : mais cela n'est plus possible, elles sont roides & repliées sur les cuisses; sur quoi la malade observe que quand on fait effort pour tâcher de les étendre un peu, on lui cause une douleur qui lui répond jusques aux reins; & que quand elle a des douleurs en urinant, les jambes se roidissent davantage, se replient plus fort encore vers les cuisses; cependant depuis quelque temps elle remuoit un peu les pieds. Lorsqu'on remue ses jambes, l'on entend dans l'articulation du genou un cliquetis occasionné par la disette de la synovie.

Il y a environ six mois que la malade a un cautère à la jambe; on expose tous les jours sous des couvertures, ses jambes & ses jarrets à un bain de vapeurs d'eau chaude; elle a pris pendant quelque temps des bouillons rafraichissants.

Les médecins consultés ont pensé que les voies urinaires étoient affectées depuis les reins jusqu'à la vessie, & qu'il y a un ulcère près du cou de la vessie.

Tel est en abrégé l'essentiel de la consultation du 7 juin 1785.

Rapport du Physicien sur les effets salutaires du traitement par l'électricité, & des crises qu'elle a opérées.

On a remarqué que la malade a été jugée avoir 1°. Les voies urinaires affectées depuis les reins jusqu'à la vessie, & un ulcère près du cou de la vessie. 2°. La rétention d'urine. 3°. Rétraction des deux jambes roides, inextinſibles & repliées ſur les cuiſſes. 4°. Des crampes habituelles & convulſives, ſur-tout pendant le ſommeil. 5°. Que les purgations lui étoient nuiſibles, au point de ramener la rétention d'urine. 6°. La poitrine délicate & le tempérament foible; or, de tous ces accidents, il n'y en avoit aucun auquel l'Electricité ne pût remédier en favoriſant l'écoulement des fluides, & en donnant aux ſolides le ton précis qu'ils doivent avoir.

Mais, dira quelqu'un, les ſolides avoient déja trop de ton?

Cette objection eſt forte à la vérité; c'eſt auſſi ce qui portoit beaucoup de perſonnes à s'oppoſer au traitement de la maladie par l'Electricité. Il m'eſt facile d'y répondre d'une manière ſatisfaiſante.

1°. L'Electricité ſe donne diverſement, ſuivant le degré & l'eſpèce de maladie, 2°. L'Electricité négative eſt bonne dans les maladies convulſives, (*voyez* les mémoires de M. Mauduit, & autres), 3°. Elle excite des criſes ſalutaires aux malades, comme on va le voir, & par-là, la nature ſe débarraſſe des humeurs ſtagnantes, de ces levains qui, fixés ſur les articulations, picotent & irritent continuellement ces mêmes parties.

Alors les nerfs & les muſcles reprennent leur état naturel, & les obſtructions étant levées, les fluides propres à chaque partie reprennent leur cours; par exemple, ici la ſynovie, cette liqueur onctueuſe, propre à lubréfier les articulations, & à favoriser leur mouvement.

4°. Elle réveille & délivre le fluide nerveux, enchaîné par des humeurs étrangères, & lui rend sa propriété naturelle d'inciser les humeurs épaisses, de résoudre celles qui sont visqueuses & ténaces, & de dissiper les congestions. (On sait, & je le démontrerai dans un ouvrage qui ne tardera pas à paroître, que le fluide nerveux & le fluide électrique ont beaucoup d'analogie.)

D'après ces raisons, j'ai cru pouvoir appliquer le traitement électrique, avec succès, dans la circonstance présente.

Etat de la Malade depuis la Consultation jusqu'au mois d'août 1786.

Depuis la consultation du 7 juin 1785, jusqu'au 28 avril 1786, que j'ai commencé, voici l'état de la malade.

Elle alloit un peu mieux; les douleurs étoient moins vives; les ordinaires avoient lieu, mais peu de temps. Cependant si les voies urinaires alloient mieux,

1°. Les jambes étoient toujours repliées, quoique un peu moins, on ne pouvoit aucunement les étendre, & depuis plus de deux ans, les jambes ne prenoient point de nourriture, elles étoient quelquefois un peu enflées.

2°. La synovie épanchée, & qui formoit une tumeur au tour des genoux, les avoit grossis; on entendoit dans l'articulation un cliquetis qui annonçoit la disette & le défaut de circulation de la synovie, le sang ne fournissant pas aux glandes de cette partie.

3°. Tous ces accidents depuis la consultation désignoient la formation d'une anchylose fausse, & la synovie épaissie & durcie menaçoit dans peu d'une vraie, c'est-à-dire, de souder ensemble les deux os *femur & tibia*, ce qui entraîne l'immobilité totale de la partie, & rend à jamais toutes les ressources de l'art inutiles.

Si quelqu'un étoit tenté d'attribuer à la nature la guérison de la malade, c'est ici l'endroit de lui répondre.

1°. Que la nature opère très-rarement de tels prodiges, 2°. Que la nature agit très-lentement, par nuance seulement & non par saut, & l'on étoit menacé d'une vraie anchylose dans peu, tellement que plusieurs personnes doutoient si elle n'étoit pas déjà formée; 3°. Quoique l'opinion de beaucoup de personnes, même instruites, voyant un peu de bien dans la malade, jugeassent qu'il falloit encore remettre & attendre l'événement, je n'ai pas cru devoir adhérer à leur sentiment, & je me suis exposé généreusement aux risques de perdre beaucoup de la gloire d'une cure aussi belle dans l'esprit de ceux qui pourroient mal à propos & sans raison l'attribuer aux efforts de la nature; les doux sentiments d'humanité qui m'animoient, le vif & unique desir de soulager une personne aussi affligée pour le reste de ses jours, m'a porté à n'avoir aucun égard à ces considérations, dans des circonstances assez désagréables pour moi, ni au sentiment d'une personne que je respecte, 1°. parce que ce petit mieux s'est opéré dans le beau temps, & que la nature, livrée à ses propres forces, agissoit si lentement, que le mauvais temps qui auroit suivi, trouvant la malade encore très-foible, elle se fut arrêtée, tout au moins, si elle n'eût pas rétrogradé; 2°. On a vu plus haut que le temps pressoit, qu'il étoit très-imprudent d'attendre; que l'anchylose fausse alloit dans peu dégénérer en vraie, souder les articulations & ôter toute ressource à jamais. Il est certain que la nature n'eût pas eu le temps de prévenir l'anchylose vraie, la chose la plus à craindre. La malade, je le veux, (ce qui n'est que supposition) saine & bien portante, n'eût jamais pu marcher, elle eût été réduite à gémir toute sa vie sur un fauteuil, obligée d'avoir recours à des mains étrangères pour les plus pressans besoins de la nature. Ciel! quel état, & combien d'exemples semblables n'avons-nous pas sous les yeux. Ces malheureuses victimes, ensévelies dans leurs appartements, quoique moins connues, n'en sont pas moins nombreuses.

Je crois avoir suffisamment répondu aux objections principales; je me réserve à répondre aux autres par la suite, lorsque l'occasion s'en présentera: je vais continuer à expofer l'état de la malade dans le temps qui a précédé immédiatement le traitement.

4°. La jambe gauche étoit plus retirée d'un pouce & demi que la droite, & beaucoup plus foible.

5°. Toutes les deux étoient attaquées de crampes & de mouvements convulfifs fréquents, & la malade ne pouvoit fe foutenir.

6°. le fommeil étoit court, interrompu, agité, pénible, à caufe des mouvements convulfifs fréquents, fur-tout pendant la nuit.

7°. Les déjections étoient rares & fatiguantes.

8°. Des coliques fréquentes.

9°. Les purgations étoient nuifibles, au point de ramener la rétention d'urine.

10°. Foibleffe de poitrine, & douleur à l'eftomac avec peu d'appétit.

11°. Des maux de reins prefque habituels, & une grande foibleffe dans cette partie, qui ne lui permettoit pas de fe foutenir fans employer les mains ou fans être appuyée.

12°. Des maux de tête fréquents.

13°. Les urines peu abondantes & troubles.

14°. Enchifrenement habituel.

15°. Le poux petit, foible & prefque infenfible.

16°. Les bains lui étoient contraires.

17°. La falive épaiffe & gluante.

18°. enfin toutes les parties du corps dans un état de molleffe, de froid & d'humidité qui annonçoit le défaut de circulation dans les fluides, de la roideur & convulsion dans les parties inférieures.

Tel étoit l'état de la malade avant le traitement.

Dangers à craindre, écueils à éviter dans le traitement électrique.

Dans la consultation on a dû remarquer que, 1°. En voulant guérir les membres retirés, la rétention d'urine survenoit. 2°. Ensuite l'opposé avoit lieu ; je veux dire une incontinence d'urine avec ardeur & douleur. 3°. La poitrine délicate demandoit beaucoup de ménagement ; 4°. les mouvements convulsifs dans les reins & les jambes. 5°. On avoit à craindre l'irritation de l'ulcère & des parties affectées dans les reins & la vessie ; 6°. On ne pouvoit purger : 7°. On ne pouvoit fortifier certaines parties par des fumigations, des bains aromatiques, ou des eaux thermales, sans irriter les parties contractées.

Ce sont ces considérations qui portoient un homme célèbre, dont les talents & la prudence sont universellement reconnus, à retarder l'électricité & à craindre le retour de quelques accidents.

C'est au milieu de tous ces écueils que je n'ai pas craint d'entreprendre ce traitement, j'ai plus fait, j'ai répondu à la malade de tous les accidents.

Un long & fréquent usage de l'électricité en faveur d'un grand nombre de malades de tout âge, de tout sexe, de tout état & affligés de maladies désespérées,

(ce ſont celles que j'ai le plus recherchées pour me rendre utile à l'humanité) m'a appris , & M. Mauduit, célèbre médecin, électriſant, l'avoit dit avant moi, qu'en prenant les précautions néceſſaires, il n'y avoit aucun danger à craindre, mais ſouvent des effets avantageux à en attendre (journ. des ſcienc. n. 24, 1778, p. 459). On n'a jamais rien à craindre de le tenter dans des cas douteux & déſeſpérés; cette vérité eſt reconnue de tous les phyſiciens : je me contenterai d'en donner une ſeule preuve. Elle eſt atteſtée par un des plus célèbres médecins de l'Europe, M. Dehaën, qui, à Vienne dans un hôpital, a électriſé un nombre prodigieux de malades de tout âge, de tout ſexe, & affligés de différentes maladies ; *nemini unquam vim electricam vel minimùm nocuiſſe... hinc nemini formidini eſſe debere, ne ſi non proſit, noceat ſibi.* Ratio medendi... tom. 1, part. 2, cap. 13, p. 234; il penſe que dans tous les cas où elle a fait du mal, la manière de l'adminiſtrer a été mauvaiſe; il y auroit bien d'autres autorités à citer, mais, pour abréger, je me hate d'expoſer 1°. Les moyens que j'ai employés pour obtenir d'heureux ſuccès; 2°. Les précautions que j'ai priſes pour éviter les accidents.

OBSERVATION INTÉRESSANTE.

Moyens employés pour opérer la guériſon.

Je n'entrerai pas ici, MM. dans un long détail des

diverſes

diverses méthodes, actuellement en usage parmi les physiciens; le bain, les aigrettes, les étincelles, la commotion, l'impression de souffle... On peut consulter à cet égard tous ceux qui ont traité de cette matière : je me réserve à en parler dans un ouvrage où je ferai part au public de divers moyens particuliers que j'ai imaginés, suivant les circonstances, & de plusieurs instruments nouveaux qui ont beaucoup facilité mes opérations, & dont je suis l'auteur. Je ferai connoître aussi les maladies auxquelles l'électricité peut remédier. Maintenant, pour ne pas passer les bornes d'un mémoire, je me contenterai de vous faire part de quelques moyens particuliers à la maladie dont il s'agit ici.

MOYENS PARTICULIERS.

1°. J'ai fait passer un courant modéré vers les parties affectées, quelquefois à travers, le plus souvent dans toute la longueur du trajet des nerfs.

2°. J'ai excité des étincelles, mais avec beaucoup de précaution; il étoit dangereux de les tirer des muscles fléchisseurs déjà trop contractés; je les ai seulement tirées des muscles extenseurs relachés.

3°. J'ai fait continuer les bains de vapeurs d'eau pure, pour entretenir une certaine humidité, & pour tempérer la vertu un peu dessicative de l'électricité, & la malade a pris pendant quelque temps des bouillons rafraichissants.

4°. Quelquefois j'ai électrisé négativement les muscles contractés & les jarrets roides & durs.

5°. Dans d'autres circonstances, je me suis contenté de les électriser par impression de souffle, (*Méthode de M. l'Abbé Bertholon* auquel nous sommes redevables de plusieurs ouvrages excellents dans cette partie.)

6°. Plusieurs fois j'ai employé la méthode de *M. l'abbé Sans*, rélativement aux muscles rélachés, en évitant de toucher à ceux qui étoient retirés & comme confondus les uns avec les autres, tant les humeurs épaisses & stagnantes avoient rempli leurs séparations & les avoient comme colés ensemble.

7°. Après le traitement *la malade souvent je mettoit au lit*, & prenoit son bain de vapeur, (*méthode de M. de Saussure, un des plus célèbres physiciens de l'Europe.* Ces diverses méthodes, le bain, & quelques foibles étincelles appliquées à propos, suivant les circonstances, & graduées tant pour la force que pour la durée, ont produit des effets sensibles, même pendant les séances.

La douceur du traitement de *M. Mauduit*, que j'ai suivi en partie, m'a été fort utile. Si quelquefois seulement par complaisance pour la malade ennuyée, & pour essayer d'avancer le traitement, j'ai employé une méthode plus active, *V. G.* Les commotions ou de vives étincelles, j'ai constamment éprouvé du retard & de la fatigue, comme je m'y attendois.

PRECAUTIONS PRISES *pour éviter les accidens.*

Dans les occasions semblables où il y a rétraction & flexion de quelque membre, l'art exige qu'on tire des étincelles des muscles qui sont dans l'atonie, évitant de toucher à ceux qui ont trop de force. Il faut, en tirant les étincelles, suivre la ligne que décrit extérieurement la courbure, puisqu'elle dépend du relachement des muscles de ce côté, qui sont entrainés par leurs antagonistes. Attention bien nécessaire, puisque son défaut rend toujours inutile le traitement, pour ne pas dire nuisible.

Il est aussi avantageux de suivre les principaux troncs nerveux, de tirer des étincelles à leur origine, & le long de l'épine : telle a été ma conduite.

J'ai gradué, modéré, varié, suspendu le traitement suivant le temps & les circonstances, & de cette manière, jamais il n'a fatigué la malade, & toujours il a été utile.

Les divers symptomes décidoient du lieu qui devoit être le siège de l'électricité.

J'ai secondé ou modéré les évacuations qu'elle occasionnoit, suivant les forces du sujet, & les cas particuliers.

Enfin, conformément à la méthode des Anglois, j'ai administré le traitement à un degré non désagréable à la personne; l'expérience ayant démontré, dit *M. Cavallo*, que lorsqu'elle est fort désagréable, elle est rarement utile.

EFFETS DU TRAITEMENT.

Crises heureuses.

Le traitement a duré plus de six mois, le plus souvent deux fois par jour ; le moindre temps des séances a été d'un quart d'heure, & le plus long de deux heures. Pendant les trois premières semaines du mois de mai, le sommeil de la malade a été un peu agité; les effets de l'électricité ont été peu sensibles; mais au bout de six semaines, la malade a commencé à prendre de la force; la grosseur des genoux a diminué; les humeurs stagnantes qui formoient une tumeur, se sont dissipées.

Pendant le second mois la transpiration étoit plus abondante; les jambes commencoient à prendre un peu de nourriture.

Pendant le troisième la rotule s'est trouvée dégagée. Avant ce temps, elle étoit arrêtée & recouverte au point qu'elle étoit confondue & ne paroissoit avec le genoux ne faire qu'un seul os. Dès ce moment les jambes ont commencé à se fortifier & à s'étendre, mais la droite plus que la gauche; le sommeil étoit tranquille; elle a commencé à se soutenir sur des béquilles. Sur la fin du troisième & tout le quatrième, il s'est opéré des crises salutaires, & c'est ici l'époque sensible de sa guérison, que l'on ne peut attribuer qu'à l'électricité, comme on va le voir. Aussi-tôt que la malade étoit sur l'isoloir, un sommeil léger & paisible s'emparoit d'elle malgré ses efforts. Si les opérations la reveilloient, elle retomboit aussi-tôt dans son premier état. Dès ce moment, la transpiration a été augmentée, les fibres se sont relâchées; elle a eu des sueurs que j'ai modérées pour ne pas trop l'affoiblir, d'autant qu'elle étoit déja épuisée par les remèdes & la longueur de la maladie. La secrétion du mucus des narines s'est beaucoup augmentée & il couloit beaucoup plus abondamment; la salive, qui avant étoit épaisse & gluante, est devenue coulante insensiblement. La salivation s'établit encore quelquefois maintenant.

Les déjections ont eu lieu plus facilement.

Les urines étoient plus abondantes.

La malade s'est servie de ses béquilles toute seule, quoiqu'avec peine & précaution.

Il est bon de faire ici une remarque intéressante.

Il étoit impossible de purger la malade sans causer quelqu'accident, *V. G.* la rétention d'urine & les douleurs de reins. Cependant il ne suffisoit pas d'avoir déplacé l'humeur, il falloit encore l'évacuer: c'est ce qu'a opéré la crise habituelle dont je viens de parler, qui a duré plus d'un mois. L'humeur s'échappoit de toutes parts par la transpiration, par les secrétions.

Nota. Cette circonstance du sommeil est nouvelle, & mérite l'attention du Physicien.

Sur la fin du quatrième & au commencement du cinquième, la malade eut une autre crise. On a remarqué dans la consultation qu'elle étoit sujette à des coliques. Les déjections avoient lieu aussi très-difficilement: ici pendant le traitement, & sur l'isoloir même, un quart d'heure après avoir commencé, il lui prenoit, le matin & le soir, des envies d'aller si subites, que j'étois obligé d'interrompre le traitement. Cette crise a duré quatre à cinq jours. La malade n'avoit rien pris qui pût lui occasionner ce flux de ventre; elle avoit même suspendu depuis long-temps les bouillons rafraîchissants. Ces déjections se sont faites sans douleurs ni coliques.

Ainsi la dépuration & les évacuations des humeurs se sont faites sans fatigue; je n'ai eu besoin que de les modérer & de suspendre le traitement, ou d'en diminuer la durée.

On remarquera qu'à mesure que les solides relachés se fortifioient, les contractés se détendoient; & qu'à proportion que les uns & les autres approchoient davantage de l'égalité de forces, ils étoient plus en état d'exécuter leurs mouvements naturels de vibration, & par ce moyen de chasser devant eux les fluides étrangers.

On ne peut non plus attribuer ces crises favorables à une révolution arrivée dans la nature, à l'occasion des temps périodiques, puisqu'ils avoient lieu, même avant le traitement, & que d'ailleurs les crises ne coïncidoient pas avec eux.

Elles sont dues à la méthode particuliere que j'ai employée, & à la vertu incisive & répulsive de l'électricité.

Sur la fin du cinquième mois la malade alloit mieux tous les jours à vue d'œil; elle prenoit beaucoup de force, au point de se soutenir à genoux sans s'appuyer. (Avant ces opérations ses reins plioient, & elle retomboit sur sa chaise.) Dans ce temps les progrès ont été rapides, & tous les jours on s'appercevoit d'un mieux évident après la séance.

Les jambes s'étendoient pendant le traitement, & la malade & moi avions une scrupuleuse attention de marquer les différents degrés d'extension.

Ses jambes sont devenues de même longueur. Le moindre poids les surchargeoit autrefois; maintenant la jambe gauche, qui étoit la plus foible, porte aisément trente-quatre livres. Acquérant des forces dans toute l'habitude du corps & une grande extension dans les jambes, qui, au commencement, formoient un angle fort aigu & étoient repliées vers les cuisses, elle s'est trouvée en état de monter & de descendre les escaliers, sans le secours de personne, surtout après les séances. Il est essentiel de remarquer que la moindre suspension de l'électricité, même pendant un jour, produisoit un retard sensible, & les jambes se retiroient d'autant.

C'est dans ces circonstances que les béquilles se trouvant trop courtes, je les ai faites allonger de trois pouces ; mais dans le ſixème mois les progrès ont été ſi rapides, que la malade s'en ſert preſqu'auſſi facilement que des autres, monte & deſcend du troiſième étage, ſans le ſecours de perſonne, & va dans les rues. Maintenant une canne lui ſuffit ; elle monte même les eſcaliers ſans béquilles & ſans canne, en poſant ſeulement ſes mains ſur les murs.

Tout le corps ſe porte bien, prend nourriture, l'appétit eſt bon, point de douleurs, il ne reſte plus au commencement du ſeptième mois qu'un peu de foibleſſe dans les jambes, à laquelle le temps & mes ſoins ne peuvent manquer de remédier.

Elles ſont maintenant dans un état naturel, & il n'y a plus lieu de craindre l'anchyloſe ; la ſynovie coule bien ; plus de groſſeur. Le mouvement des jambes, qui, pendant les autres mois, ſe faiſoit par ſauts & à pluſieurs repriſes, ſe fait maintenant naturellement ; la rotule eſt bien dégagée, & joue ſans aucune réſiſtance.

Le 10 du mois d'octobre m'appercevant qu'un reſte d'humeur cherchoit à s'échapper, & ſe portoit à la peau, la malade a pris une médecine qui ne lui a cauſé aucun accident, ni échauffement ni coliques. (On ſait combien les médecines étoient funeſtes avant le traitement.)

Tel eſt, MM. le réſultat de mes opérations, qui ont exigé toute mon attention, & la plus grande aſſiduité.

Nota. Si, après avoir examiné mûrement toutes les circonſtances, on étoit curieux de connoître les remèdes employés pour la guériſon, je réponds, 1°. que ces remèdes étoient des bains de vapeur d'eau ſimple ; pendant quelque temps des bouillons rafraîchiſſants, & de temps à autre de l'eau de goudron ; mais les bouillons n'ont pas eu lieu long-temps, & ils ont été abandonnés lors des criſes.

2°. Toutes les fois qu'on a ſuſpendu ces remèdes, les bains même de vapeurs, on ne s'eſt apperçu d'aucun changement ; au contraire toutes les fois que j'ai été obligé de ſuſpendre, même pour un jour, l'électricité, chacun s'appercevoit de foibleſſe & de rétraction des jambes.

3°. L'allongement des jambes, la force générale étoient ſenſiblement augmentés pendant la ſéance.

4°. La nature agit en totalité & également, & ici il falloit fortifier certaines parties & en relâcher d'autres.

D. Mais pourquoi, dira-t-on, l'électricité produit-elle ſi rarement de ſemblables effets ?

R. Je réponds qu'on doit l'attribuer à une mauvaiſe méthode, qui, tout au moins, rend les effets nuls ; au défaut de patience du phyſicien ou du malade, ce qui arrive ſouvent : (le traitement des autres maladies n'eſt pourtant pas d'auſſi longue durée.)

Ce ſeroit ici le lieu de vous faire part, MM. de pluſieurs autres cures que j'ai opérées les années précédentes ; mais je les omettrai pour abréger ; les personnes qui auront intérêt à la chose, pourront compulser les certificats détaillés & authentiques que j'ai déposés chez plusieurs notaires de la Capitale, & ailleurs, & chez M. Cailhe, notaire à Riom. On y verra que des personnes émaciées & cachectiques, attaquées du poumon, ont été guéries en peu de temps de paralysie, sans avoir eu la poitrine affectée, & que les évacuations supprimées ont été rétablies aussi en peu de temps, &c. Les engelures, le goître ou le gros cou; des humeurs scrophuleuses, des rhumatismes, des maux de tête, &c. ont cédé avec le temps à un traitement gradué & proportionné aux circonstances.

Des anchyloses fausses & des paralysies accompagnées d'affections scorbutiques, ont cédé à une méthode qui m'est particulière; je dois faire remarquer que je suis le premier qui ait mis en usage le pouvoir de l'électricité, & qui l'ai fait connoître dans les affections scorbutiques. Sa vertu incisive & répulsive m'a favorisé dans plusieurs circonstances, & m'a paru très-propre à diviser la lymphe épaissie, & à rétablir sa circulation avec le sang, dont l'acreté & la coagulation ne viennent que de sa trop grande sécheresse, qui le fait tendre à une corruption putride. Ce traitement doit être accompagné des remèdes de l'art, & demande une méthode particulière, que les bornes d'un mémoire ne me permettent pas de détailler; j'aurai peut-être occasion d'en fournir ici un exemple public.

Je puis citer auſſi, pour cette année, la Chalamon, âgée de plus de ſoixante-dix ans, attaquée d'hémiplégie, qui en deux mois a obtenu de marcher avec une canne; maintenant elle marche ſans canne. Il eſt à préſumer que ſi elle eût eu la patience d'attendre encore un mois, elle eût été plus ſoulagée. On ne peut attribuer à aucune autre cauſe ſa guériſon, puiſqu'elle a commencé avec l'électricité, & que les effets ſe ſont arrêtés avec le traitement.

2°. Mde. Attei, attaquée d'un rhumatiſme goutteux depuis vingt-deux mois, qui l'empêchoit de marcher, & rendoit ſon bras impotent; de plus elle ſouffroit une grande oppreſſion de poitrine. Elle a été guérie dans trois mois, mais les ſéances ont été très-interrompues.

3°. La nommée Belin, âgée d'environ dix-ſept ans, guérie du goître ou gros cou en quinze jours.

4°. Catherine A....., âgée de ſix ans, affligée d'humeurs ſcrophuleuſes au cou, du côté droit, depuis ſa naiſſance; la parotide gauche avoit abcédé; il y avoit deux ulcères à deux endroits du cou; elle ne voyoit preſque rien. Sa tête étoit panchée en devant, au point de ne pouvoir être redreſſée. Ses yeux ne pouvoient à peine s'ouvrir. Il lui étoit impoſſible de ſupporter la lumière.

Elle a été électriſée depuis le 15 ſeptembre, de temps à autre, juſqu'au 30 octobre.

Maintenant ſes yeux ſont fort beaux, ſa tête eſt

droite; les ulcères, qui rendoient un pus grisâtre, n'existent plus ; tous les accidents ont disparu, & elle est guérie.

5°. Je pourrois encore citer plusieurs autres cures. Des tumeurs aux jointures, occasionnées par des rhumatismes, qui ont été dissipées. Des rhumatismes simples. Des douleurs aux différentes parties du corps; aux dents, à la tête; des engelures; des verrues desséchées en très-peu de temps ; des glandes au cou engorgées, dont l'humeur a été resorbée, & est rentrée dans la voie de la circulation; des fiévres intermittentes, &c. Mais ces cures rentrent dans la classe ordinaire, & ne méritent pas autant votre attention, parce qu'elles n'exposent pas au danger de mort.

6°. Je finirai par un exemple qui mérite quelqu'attention.

ÉTAT DU MALADE.

M. L. M. souffroit de grandes douleurs dont on attribuoit la cause à un dépôt d'humeurs, qui se jettoit tantôt sur les reins, tantôt sur la poitrine ou sur les côtés; il étoit très-reserré, & les déjections ne pouvoient avoir lieu sans le secours des lavements. Les pieds souvent ne pouvoient être rechauffés ; l'appétit étoit perdu; une fiévre habituelle ; des douleurs de tête violentes le privoient du sommeil, & il ne pouvoit quelquefois s'empêcher de crier toute la nuit. Tel étoit l'état du malade avant l'électricité; mais dès le ſecond jour du traitement, le 20 octobre, il s'opéra une criſe ſalutaire, qui n'eſt pas ordinaire à ce degré.

TRAITEMENT.

L'électricité, par *bains*, par *courant*, par *impreſſion de ſouffle*, tel a été le traitement qui, dans trois ſemaines, a diminué les accidents. Les forces ont beaucoup augmenté, malgré le régime affoibliſſant qu'il obſervoit, (la diette blanche.)

EFFETS DU TRAITEMENT.

Une tranſpiration très-abondante, ou, pour mieux dire, une ſueur; la ſalivation, l'écoulement abondant du mucus des narines, & des pleurs eurent lieu, ſouvent même pendant le traitement.

Un ſommeil doux & paiſible; la facilité des déjections; le flux beaucoup plus conſidérable des cautères; l'appétit; la ceſſation de la fiévre; tels ont été les heureux effets de ces criſes.

CAUSES DE LA MALADIE.

La tranſpiration arrêtée; la ſuppreſſion d'un cautère, telle a été la cauſe de la maladie. On ſait que la matière de la tranſpiration eſt très-acre, & que lorſqu'elle eſt retenue, elle cauſe des accidents graves, & qu'elle forme des dépôts. Elle menaçoit M. L. M.. de ſe jeter ſur ſes poumons, ou, pour mieux dire, elle s'y étoit déja fixée ; il touſſoit beaucoup & avoit de la peine à reſpirer.

Les pieds qui, avant l'électricité, ſouvent étoient affectés d'une grande ſenſation de froid, ont repris leur chaleur naturelle. La tranſpiration abondante, ou mieux la ſueur, continuoit, ſouvent même pendant le reſte de la journée.

Au bout de quinze jours, il parut au viſage une multitude de boutons, ce qui prouva que l'humeur acre de la tranſpiration arrêtée qui faiſoit tous ces ravages, ſe portoit à la ſuperficie. Le malade ayant été purgé, les accidents ont diminué.

J'ai cru devoir rapporter cet exemple pour prouver le pouvoir apéritif & inciſif de l'électricité, qui contribue ſi avantageuſement à rétablir & à accélérer l'écoulement des fluides, & à augmenter le ton des ſolides. (Dans combien de circonſtances ce moyen ne peut-il pas être employé avec fruit, & ſeconder les remèdes de l'art.)

VŒUX DE L'AUTEUR

pour le ſoulagement des Infortunés.

Le nombre de ceux auxquels le traitement électrique feroit néceſſaire & qui ont épuiſé les reſſources de l'art eſt très-conſidérable. (Ici je les nomme) Il ſeroit à ſouhaiter, MM. que l'on formât une inſtitution pour cela. Celle de *M. l'abbé de l'Epée*, qui fait l'admiration & l'étonnement de l'Univers entier, fait ici l'éloge de votre goût & de vos connoiſſances. Déjà le ſort affreux des ſourds & muets vous a juſtement intéreſſés. Les ſentiments d'humanité qui vous ont porté à les ſoulager, font eſpérer à ceux-là des ſecours favorables. Ces malheureuſes victimes, enſévelies de leur vivant dans le tombeau, vous conjurent, par mon organe, de leur être propices. Pourriez-vous n'être pas attendris? Leur ſituation affligeante, leur abandon, leur miſère, & plus que tout cela, la douleur qui les conſume, ſont autant de voix éloquentes qui pénétrent juſques au fond des cœurs.

Si vous doutez encore des heureux effets de l'électricité, j'offre à vous en fournir des preuves ſur les perſonnes que vous voudrez bien m'aſſigner, en nommant des commiſſaires.

Le doux plaiſir d'obliger ne m'a pas permis de donner toujours à la cure des pauvres, toute la publicité & l'authenticité néceſſaires, pour qu'on ne pût la révoquer en doute : mais des gens malheureux qui venoient de très-loin, n'avoient point de médecins ni de conſultations. D'ailleurs le temps preſſoit & le plaiſir d'obliger me ſuffiſoit. Toutes les fois que je l'ai pu, j'ai exigé par écrit l'approbation d'une perſonne de l'art.

L'expérience & la pleine conviction que j'ai de leurs

guérisons me suffisent pour entrependre d'autres cures avec confiance & sécurité, & pour répondre de tout accident. Trop heureux si ma voix a été assez puissante pour plaider la cause des pauvres & des infirmes, & si je puis contribuer en quelque chose à leur soulagement.

Puissai-je, MM. l'année prochaine mériter votre attention par de plus heureux & de plus nombreux succès !

Puissent des circonstances favorables seconder mes intentions !

Lu à Riom, le vingt Novembre mil sept cent quatre-vingt-six.

Permis d'imprimer & distribuer, à Riom ce 11 Décembre 1786. DE GROMOND.

www.ingramcontent.com/pod-product-compliance
Ingram Content Group UK Ltd.
Pitfield, Milton Keynes, MK11 3LW, UK
UKHW012305240726
13966UKWH00004B/1654